BEI GRIN MACHT SICH IHR WISSEN BEZAHLT

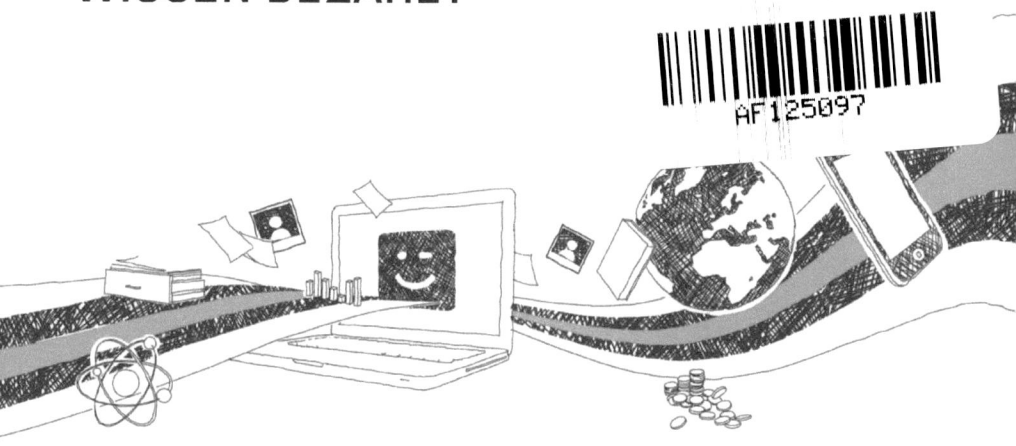

- Wir veröffentlichen Ihre Hausarbeit,
  Bachelor- und Masterarbeit

- Ihr eigenes eBook und Buch -
  weltweit in allen wichtigen Shops

- Verdienen Sie an jedem Verkauf

Jetzt bei www.GRIN.com hochladen
und kostenlos publizieren

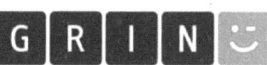

Bibliografische Information der Deutschen Nationalbibliothek:

Die Deutsche Bibliothek verzeichnet diese Publikation in der Deutschen National-bibliografie; detaillierte bibliografische Daten sind im Internet über http://dnb.d-nb.de/ abrufbar.

Impressum:

Copyright © 2017 GRIN Verlag, Open Publishing GmbH
Druck und Bindung: Books on Demand GmbH, Norderstedt Germany
ISBN: 9783668607897

Leonie Neufing

Zusammenhänge von Arbeit und Gesundheit

Arbeit als sozialer Einflussaktor auf Gesundheit

GRIN Verlag

Hochschule für angewandte Wissenschaften Coburg
Fachbereich: Soziale Arbeit und Gesundheit
Studiengang: Gesundheitförderung M.A.
Wintersemester 2016/17

Arbeit und Gesundheit

Inhaltsverzeichnis

1 Abbildungsverzeichnis

2 Einleitung

Die beruflichen Verhältnisse eines Menschen haben einen großen Einfluss auf seine Gesundheit, denn sie sind mit vielen weiteren Determinanten eng verknüpft. Gesundheitsschutz im beruflichen Kontext wird oftmals in erster Linie mit physischen Faktoren wie schwerem Heben, Schadstoffen und Unfallrisiken assoziiert. Allerdings umfasst diese Thematik auch psychische und strukturelle Faktoren der Arbeitsbedingungen. Mit dem Wandel der Arbeit (Voß, G.G., 1998, S. 473ff.) ergeben sich zudem immer neue Anforderungen, denen Arbeitnehmer gegenüberstehen. Eine besondere Belastung sind die prekären Beschäftigungsverhältnisse, wie Minijobs, Zeitarbeit und unbefristete Arbeitsverträge. Die Aussicht arbeitslos zu werden und die damit verbundene Unsicherheit bezüglich der eigenen Zukunft wirken sich hauptsächlich auf die Psyche aus. Auch durch Phänomene wie der Flexibilisierung und der Entgrenzung müssen sich Arbeitnehmer an immer neue Strukturen anpassen. Dabei werden lang bestehende Rahmenbedingungen durchbrochen und Arbeitszeiten oder organisatorische Strukturen verändert. Diese Faktoren bedeuten vor allem Umgewöhnung und Flexibilität für die Erwerbstätigen und stellen somit neue Herausforderungen in der Berufswelt dar.

Der Betrieb als Setting von Gesundheitsförderung eignet sich gut für verschiedene Maßnahmen. Dies liegt vor allem daran, dass so der Zugang zu gesunden Erwachsenen geschaffen wird, die sonst nur schwer erreichbar sind. Vor allem Männer, die als schwer erreichbare Zielgruppe gelten, finden so Kontaktmöglichkeiten mit geeigneten Gesundheitsprogrammen. Ein weiterer Vorteil ist, dass bereits bestehende Kommunikationswege und Strukturen genutzt werden können. Außerdem profitieren die Teilnehmer von dem Zusammengehörigkeitsgefühl und der sozialen Unterstützung einer Arbeitsstelle (Naidoo, Wills, 2003, S. 263).

Diese Arbeit setzt sich mit den Zusammenhängen von Arbeit und Gesundheit auseinander. Im Folgenden wird zunächst auf weitere Aspekte von Arbeit und Gesundheit eingegangen und dabei die positiven und negativen Auswirkungen genauer betrachtet. Auch das Arbeitsschutzgesetz wird in seinen Grundzügen skizziert. Wie sich die Arbeitsverhältnisse auf die Gesundheit auswirken, ist außerdem Gegenstand vieler Studien und Untersuchungen, von denen einige vorgestellt werden. Zudem werden auch die Zusammenhänge von Arbeitslosigkeit und Gesundheit genauer betrachtet. Die Schlussbetrachtung soll sich vorwiegend an den besonderen Implikationen für die Gesundheitsförderung orientieren.

3 Allgemeine Betrachtung

Der folgende Abschnitt soll einen ersten Überblick über die Thematik von Gesundheitsaspekten in der Arbeitswelt geben. Dafür wird zunächst der Beruf als sozialer Einflussfaktor auf Gesundheit beschrieben und die wichtigsten Faktoren des Arbeitsschutzgesetzes skizziert. Abschließend soll eine Übersicht zu den unterschiedlichen Arbeitsbelastungen dargestellt werden.

3.1 Arbeit als sozialer Einflussfaktor auf Gesundheit

Die Arbeit zeigt sich in den meisten Fällen vor allem als indirekter Einflussfaktor auf die Gesundheit, da sie viele weitere Determinanten bestimmt. So hängt die Höhe des Einkommens und die damit verbundenen finanziellen Möglichkeiten mit der beruflichen Position eines Menschen zusammen. Die berufliche Stellung ist zudem ein Hinweis auf die individuelle Bildung, die nachweislich das Gesundheitswissen und somit das Gesundheitsverhalten bestimmt. Durch die Arbeit haben Menschen einen geregelten Tagesablauf und ein Ziel vor Augen, was sich positiv auf die Psyche auswirkt. Weiterhin werden in der Arbeitsstelle soziale Kontakte geknüpft und es können Freundschaften entstehen. Erwerbstätig zu sein hat außerdem einen großen Einfluss auf das Selbstwertgefühl und die psychische Gesundheit. Unzufriedenheit im Job oder die Arbeit in prekären Beschäftigungsverhältnissen wirken sich hingegen negativ auf die Psyche aus (Naidoo, Wills 2003, S. 35). Als größter Einflussfaktor auf die psychische Gesundheit im betrieblichen Kontext gilt Stress. Dieser kann nicht nur mit den Arbeitsanforderungen, sondern auch mit der Unternehmenskultur oder Konflikten unter Kollegen oder den Vorgesetzten verursacht werden. Stressbewältigungsprogramme werden deshalb immer häufiger angeboten. Allerdings dürfen diese nicht nur auf den Einzelnen ausgerichtet sein, sondern müssen ebenso die Organisationsentwicklung miteinbeziehen (Naidoo, Wills 2003, S. 266f.).

3.2 Das Arbeitsschutzgesetz

Im Arbeitsschutzgesetz (kurz: ArbSchG), das am 21. August 1996 in Kraft getreten ist, sind umfassende Schutzziele für Arbeitnehmer formuliert worden. So dient es der Verhütung von Unfällen auf der Arbeit und arbeitsbedingten Gesundheitsgefahren. Zudem schließt es Maßnahmen zur menschengerechten Gestaltung der Arbeitsbedingungen ein. Dem Arbeitsschutzgesetz liegt ein umfassender Gesundheitsbegriff zu Grunde, so dass psychische, physische und soziale Aspekte mit einbezogen werden sollen.

Nach dem strukturellen Ansatz werden für die Umsetzung neben dem Arbeitgeber auch die Beschäftigten, beispielsweise über den Betriebsrat, und Experten aus der Arbeitsschutzberatung miteinbezogen. Die Mitbestimmung der Beschäftigten ist besonders wichtig, da sie mögliche Gefährdungen durch die Praxisnähe am besten erkennen können.

Bei der Qualitätssicherung, die im ArbSchG verankert ist, steht zunächst die Gefährdungsbeurteilung im Vordergrund. Diese kann sich beispielsweise durch physikalische oder chemische Einwirkungen, der Gestaltung der Arbeitsabläufe beziehungsweise des Arbeitsplatzes oder psychischen Belastungen ergeben. Im nächsten Schritt werden die Risikofaktoren ausführlich dokumentiert und geeignete Maßnahmen geplant wie auch umgesetzt werden. Die ständige Überprüfung, Änderung und Verbesserung ist für das Qualitätsmanagement unumgänglich (Bundesministerium der Justiz und für Verbraucherschutz (o.J.): https://www.gesetze-im-internet.de/arbschg).

3.3 Arbeitsbelastungen und Arbeitsbedingungen

Menschen sind in ihrem beruflichen Alltag verschiedenen Belastungen ausgesetzt. Je nach Aufgabenbereich und Branche können diese natürlich ganz unterschiedlich ausfallen. Im Großen und Ganzen lassen sie sich in physische und psychische Belastungen unterteilen. Zu den physischen Belastungen zählen beispielsweise das Tragen schwerer Gegenstände oder Umgang mit chemischen Substanzen. Bei den psychischen Belastungen sind unter anderem monotone Arbeitsabläufe, prekäre Beschäftigungsverhältnisse oder auch das Betriebsklima zu nennen. Die besondere Gefahr ist die Kumulation dieser Risiken, da durch Wechselwirkungen starke Beeinträchtigungen der Gesundheit entstehen können.

Die Arbeitsbedingungen haben ähnlich wie die Arbeitsbelastungen einen großen Einfluss auf die tägliche Arbeit, wobei sie eher die Rahmenbedingungen darstellen. Dazu gehören an ersten Stelle die Arbeitsaufgaben, die eine unterschiedliche Aufgabenvielfalt oder Verantwortungsbereich beinhalten. Die Organisation der Arbeit wird beispielsweise durch die Gestaltung des Schichtplans, dem unterschiedlichen Arbeitsanfall oder auch der Pausengestaltung charakterisiert. Der Arbeitsplatz selbst kann ganz verschieden gestaltet sein, wobei unter anderem die Platz- und Lichtverhältnisse oder auch Zwangshaltungen eine Rolle spielen (Naidoo, Wills, 2003, S. 35f.).

Die genannten Anforderungen sind nur eine kleine Auswahl der Belastungen denen Arbeitnehmer täglich gegenüberstehen. Die INQUA-Befragung (2006) hat deshalb untersucht welche Aspekte „guter Arbeit" für Erwerbstätige an erster Stelle stehen. Dabei wurden besonders oft Einkommens- und Beschäftigungssicherheit genannt, die ein festes Einkommen sowie die Sicherheit des Arbeitsplatzes, beispielsweise in Form eines unbefristeten Arbeitsvertrages implizieren. Ein weiteres Thema sind die sinnlichen und kreativen Merkmale, wobei „die Arbeit soll Spaß machen" am häufigsten genannt wurde. Zudem soll die Arbeit als sinnvoll empfunden werden und mit Stolz auf den Beruf verbunden sein. Dicht darauf folgen die sozialen Aspekte, wie eine gute Behandlung durch den Vorgesetzten sowie die gegenseitige Unterstützung unter Kollegen. Als letzter großer Bereich wurde der betriebliche Gesundheitsschutz aufgeführt, wobei festgehalten werden muss, dass auch die anderen Aspekte einen (indirekten) Einfluss auf die individuelle psychische Gesundheit haben (Fuchs, 2006, S. 135).

4 Wissenschaftliche Studien zum Thema Arbeit und Gesundheit

Im folgenden Abschnitt werden insgesamt sechs verschiedene Studien, die sich mit dem Thema Arbeit und Gesundheit auseinandersetzen vorgestellt. Zur besseren Übersicht sind sie in drei Unternehmen aufgeteilt worden.

4.1 Arbeit und gesundheitliche Ungleichheit

Die vorliegende Studie hat den Zusammenhang von Arbeit und gesundheitlicher Ungleichheit untersucht und sich dabei insbesondere auf die ungleiche Verteilung der Arbeitsbelastungen in Deutschland und den EU-27-Ländern konzentriert. In diesem Zusammenhang soll ein breites Spektrum an psychischen und physischen Arbeitsbelastungen abgebildet werden.

Hintergrund

Bildung und Einkommen, die eng mit der beruflichen Position verknüpft sind, haben Einfluss auf zentrale gesundheitsrelevante Lebensbedingungen wie der Wohnsituation, der Ernährung oder auch der Inanspruchnahme medizinischer Versorgung. Weiterhin sind mit dem Beruf unterschiedliche berufliche Belastungen verknüpft (vgl. Abschnitt 3.3). In der Vergangenheit hat sich gezeigt, dass es eine Korrelation zwischen niedrigen beruflichen Positionen und der Prävalenz verschiedener Krankheiten gibt. Diese soziale Ungleichheit der Gesundheitsfaktoren wurde bereits in einer Vielzahl von wissenschaftliche Studien untersucht (Dragano, Wahrendorf, Müller, Lunau, 2016, S. 217).

Methoden

Bei der Erhebung der Daten wurde auf den bestehenden Datensatz aus der 5. Befragungswelle des European Conditions Survey (EWCS) von 2010 zurückgegriffen und dieser erneut ausgewertet (vgl. Dragano, Wahrendorf, Müller, Lunau, 2016, S. 218). Der

EWCS ist eine repräsentative Erhebung der Arbeitsbelastungen in Europa, die seit 1990 im 5-Jahres-Rhythmus durchgeführt wird. Den umfassenden Fragebogen erhält eine Zufallsauswahl der Erwerbstätigen aus den EU-27 Ländern. Daraus ergibt sich aus dem Jahre 2010 eine Stichprobe von 34.529 Personen aus allen Ländern und 2096 Männern und Frauen aus Deutschland. Die unterschiedlichen Berufsbilder sind in fünf Kategorien (Dienstklasse, Einfache Angestellte, Selbstständige, qualifiziert manuell Beschäftigte, gering qualifiziert manuell Beschäftigte) nach dem EGP-Schema eingeteilt worden. Die vielfältigen Angaben zu den Arbeitsbelastungen wurden nachfolgenden Oberbegriffen kategorisiert: a) ergonomische bzw. physikalische Belastungen, b) Umgebungsbelastungen, c) arbeitszeitbezogene Belastungen, d) hohe psychische Anforderungen, e) niedrige Kontrollmöglichkeiten, f) problematische Sozialbeziehungen, g) führungsbezogenen Belastungen, h) prekäre Arbeit. Weiterhin wurde eine Frage zur selbstberichteten Gesundheit mit einer fünfstufigen Antwortskala verwendet, um den Gesundheitszustand der Probanden zu vergleichen (Dragano, Wahrendorf, Müller, Lunau, 2016, S. 219 ff.).

Mit Hilfe der Statistik-Software STATA, χ^2-Tests und statistischer Regressionsmodelle wurden die Daten statistisch ausgewertet und auf ihre Signifikanz hin überprüft (Dragano, Wahrendorf, Müller, Lunau, 2016, S. 223).

Ergebnisse

Bei der Betrachtung der ausgewerteten Daten zeigt sich eine Häufung der Prävalenzen psychischer und ergonomischer Belastungen bei Männern. Sie sind zudem am meisten in qualifizierten und gering qualifizierten manuellen Berufen beschäftigt. Frauen hingegen sind am Häufigsten einfache Angestellte und leiden vermehrt unter prekären Beschäftigungsverhältnissen. In den EU-27-Ländern arbeiten im Vergleich mit Deutschland mehr Frauen in höheren Positionen. Zudem ist festzustellen, dass es insgesamt mehr Selbstständige gibt, die besonders oft von überlangen Arbeitszeiten berichten. Insgesamt herrscht in der EU eine geringere Arbeitsplatzsicherheit. In Deutschland hingegen wurde eine geringere Unterstützung durch die Vorgesetzten festgestellt. Mobbing ist als einzige der vielen Belastungen durch alle Berufsklassen hinweg gleich verteilt (Dragano, Wahrendorf, Müller, Lunau, 2016, S. 224).

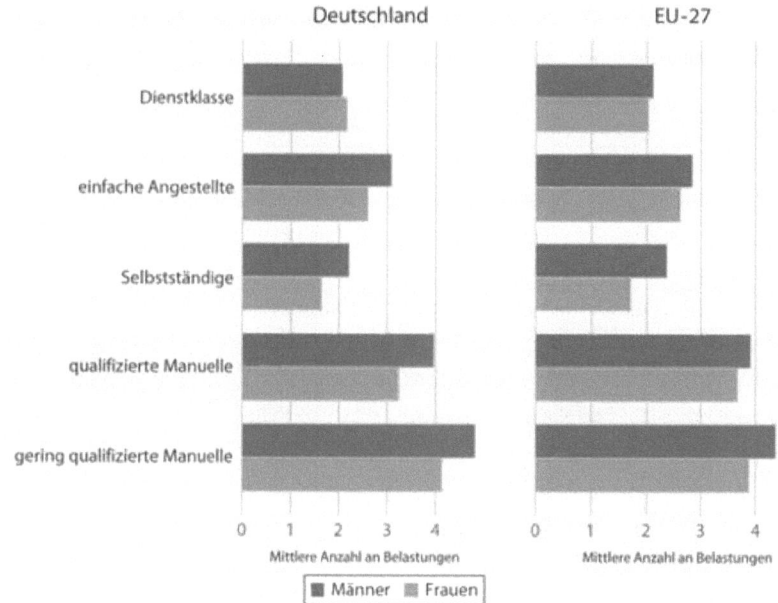

Quelle: Dragano, Wahrendorf, Müller, Lunau, 2016, S. 224

Abbildung 1 Mittlere Anzahl an Belastungen

In Abbildung 1 ist die Gesamtbelastung für Männer und Frauen in der EU und Deutschland nach den EGP-Berufsklassen abgebildet worden. Es zeigt sich eine Ungleichverteilung der Belastungen und eine höhere Gesamtbelastung für die unteren Berufsklassen. Männer sind von diesem Effekt etwas mehr betroffen. Zwischen Deutschland und den EU-27-Ländern hingegen sind nur minimale Unterschiede erkennbar.

Beschäftigte der Dienstklasse weisen im Mittel die beste selbstberichtete Gesundheit auf. Der Ländervergleich zeigt, dass in Deutschland größere gesundheitliche Unterschiede zwischen den einzelnen Berufsklassen bestehen (Dragano, Wahrendorf, Müller, Lunau, 2016, S. 224).

Zusammenfassend lässt sich sagen, dass die Belastungen steigen, je niedriger die berufliche Position ist, so dass die Arbeitsbelastungen länderübergreifend ungleich verteilt sind. Die Doppelbelastung von physischen und psychosozialen Belastungen stellt dabei eine besondere Gefahr dar (Dragano, Wahrendorf, Müller, Lunau, 2016, S. 225)

Diskussion und Kritische Würdigung

Die ausgewerteten Daten zeigen die Notwendigkeit, die unterschiedlichen Arbeitsbelastungen genau zu kennen, um ihnen gezielt entgegen wirken zu können. Dabei ist eine Ausrichtung auf die Hochrisikogruppen unumgänglich. Hierfür ist eine Kombination von Betrieblicher Gesundheitsförderung und klassischem Arbeitsschutz empfehlenswert, da so physische und psychosoziale Belastungen umfassend verhindert werden können.

Da zur Auswertung ausschließlich Querschnittsdaten verwendet wurden, lässt sich der Einfluss der Arbeitsbelastungen auf die gesundheitliche Ungleichheit nicht über einen längeren Zeitraum beobachten. Somit kann auch die Kumulation von Risiken nicht untersucht werden, weshalb Wechselwirkungen nur schwer nachvollziehbar sind. Die große Stichprobe, die durch die bereits erhobenen Daten untersucht werden konnte, hat dafür viele Vorteile. Nur auf dieser Datengrundlage war es überhaupt erst möglich, eine so große Anzahl an unterschiedlichen Belastungen abzubilden und einen Vergleich zwischen Deutschland und den EU-27 Ländern ziehen zu können (Dragano, Wahrendorf, Müller, Lunau, 2016, S. 225).

4.2 Arbeitslosigkeit und ihre gesundheitlichen Auswirkungen

Der Verlust der eigenen Arbeit ist ein großer Einschnitt in das Leben eines Menschen und kann sich negativ auf den Gesundheitszustand des Einzelnen auswirken. Nicht nur der Wegfall des Einkommens und der Tagesstruktur wiegen schwer. Auch die psychischen Belastungen, durch das Verlieren der sozialen Kontakte innerhalb der Arbeit sowie die Beeinträchtigung des Selbstwertgefühls, sind mit dem Eintritt in die Arbeitslosigkeit verbunden. Die nachfolgenden Studien beschäftigen sich deshalb intensiv mit dieser Thematik.

4.2.1 Arbeitslosigkeit und ihre Auswirkungen auf die Gesundheit

In der vorliegenden Untersuchung sind Daten der GEDA Studie hinsichtlich des Zusammenhangs von Arbeitslosigkeit und Gesundheit analysiert worden (Kroll, Müters, Lampert, 2016, S. 228).

Hintergrund

Verschiedene Studien zeigen, „dass Arbeitslose im Vergleich zu Erwerbstätigen einen schlechteren Gesundheitszustand haben" (Kroll, Müters, Lampert, 2016, S. 228). Als Grund dafür werden drei Theorien, die „Kausationsthese", die „Selektionsthese" und der „Kompositionseffekt" genannt. Der „Kompositionseffekt" basiert darauf, dass das Risiko arbeitslos zu werden sozial ungleich verteilt ist. Somit sind die meisten Menschen beim Verlust ihrer Arbeit schon mit weniger psychosozialen und materiellen Ressourcen ausgestattet. Die „Kausationsthese" geht davon aus, dass aufgrund der durch die Arbeitslosigkeit verursachten Belastungen auch Stress gefördert wird. Dieser wirkt sich negativ auf das Gesundheitsverhalten und das Auftreten von Erkrankungen aus. Die „Selektionsthese" hingegen beschreibt eine Kumulation von Langzeitarbeitslosigkeit und Gesundheitsproblemen. Diese wird dadurch hervorgerufen, dass Personen mit einer schlechteren Gesundheit weniger Chancen auf eine Wiedereinstellung haben und besonders gefährdet sind, ihre Arbeit zu verlieren (Kroll, Müters, Lampert, 2016, S. 228).

Methoden

Die Datengrundlage der Studie bilden GEDA 2010 und GEDA 2012 (Gesundheit in Deutschland aktuell), die als telefonische Befragung des Robert-Koch-Instituts repräsentative Daten der deutschen Bevölkerung liefern. Die Zielgruppe der Befragung sind deutschsprachige Bürger über 18 Jahren, die durch eine Zufallsauswahl bestimmt werden. Für die vorliegende Analyse sind ausschließlich Personen mit Arbeitslosigkeitserfahrungen in den letzten fünf Jahren ausgewählt worden, so dass sich eine Stichprobe von 31.955 Personen ergeben hat. Zur Auswertung ist das Statistik-Programm STATA verwendet worden.

Ergebnisse

Die ausgewerteten Daten zeigen, dass die Arbeitslosenquote seit 2005 kontinuierlich sinkt. Zu diesem Zeitpunkt hatte sie einen Höhepunkt von 11% in den alten und 20,6% in den neuen Bundesländern erreicht. Die soziale Lage der Arbeitslosen unterliegt also einem deutlichen Ost-West-Gefälle von heute 6,7% in den alten sowie 11% in den neuen Bundesländern (Kroll, Müters, Lampert, 2016, S. 228).

Anhand von Abbildung 2 lässt sich die Entwicklung des Armutsrisikos bei Arbeitslosigkeit in Deutschland erkennen. Die Armutsrisikoquote gibt Auskunft über „den Anteil aller Personen unter der Armutsgrenze von weniger als 60% des gesellschaftlichen Mittelwertes (Median) des Äquivalenzeinkommens" (Kroll, Müters, Lampert, 2016, S. 228). Trotz des positiven Trends der Arbeitslosenzahlen steigt das Armutsrisiko arbeitsloser Frauen und Männer seit 1991 stetig, während es für Erwerbstätige weitestgehend gleichbleibt. Dies zeigt die Auswirkungen unter denen Arbeitslose durch den Verlust ihrer finanziellen Sicherheit leiden.

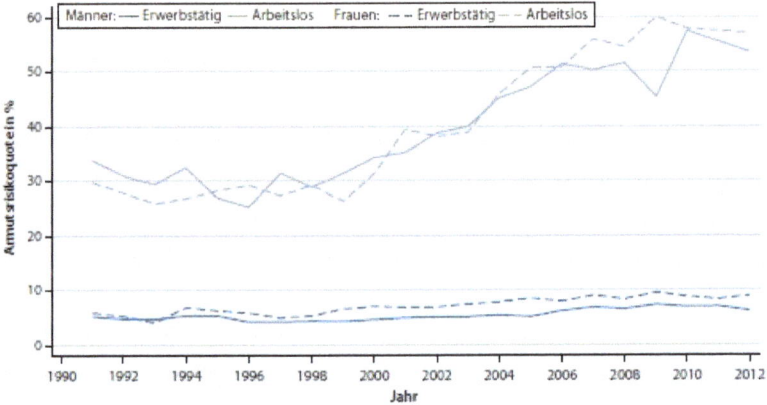

Abbildung 2 Entwicklung des Armutsrisikos bei Arbeitslosigkeit in Deutschland

Auch die Lebenserwartung eines Menschen kann von Arbeitslosigkeitserfahrungen beeinflusst werden. Das Mortalitätsrisiko steigt mit der Dauer der Arbeitslosigkeit, was insbesondere bei Männern zu beobachten ist. Zudem ist die Morbidität von Herz-Kreislauf- und Krebserkrankungen, psychischen Störungen und Ernährungs- sowie Stoffwechselkrankheiten höher. Auch der allgemeine Gesundheitszustand und das Gesundheitsverhalten von Arbeitslosen ist schlechter im Vergleich zu den Erwerbstätigen. Wie Abbildung 3 zeigt, wird die subjektive Gesundheit von Männern und Frauen nicht nur mit dem Alter als immer schlechter wahrgenommen, sondern vor allem mit der Dauer der Arbeitslosigkeit. Dabei fühlen sich Männer, die länger als 12 Monate arbeitslos waren im Mittel mit Anfang 40 so gesund, wie erwerbstätige Männer erst mit 65.

Quelle: Kroll, Müters, Lampert, 2016, S. 232

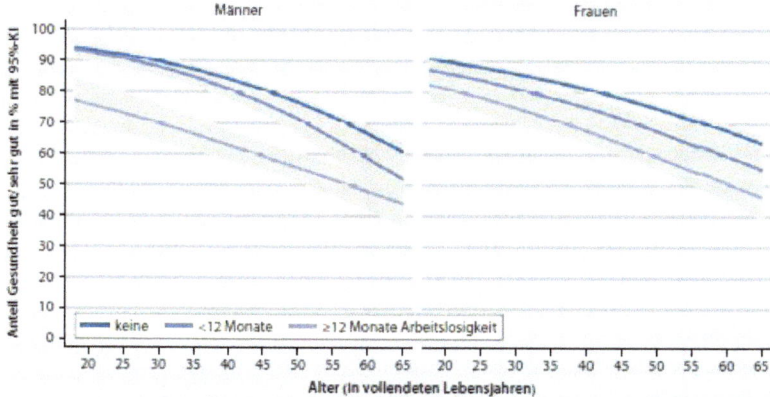

Abbildung 3 Zusammenhang zwischen Arbeitslosigkeit und subjektiver Gesundheit im Altersgang (GEDA 2010, 2012)

Zudem sind bei Arbeitslosen höhere Raucherzahlen und weniger sportliche Aktivität verzeichnet worden. Im Gegensatz zu der geringeren Teilnahme an Präventionsangeboten stehen vermehrte Arztbesuche oder Krankenhausaufenthalte. Unterscheidet man bei diesen Aspekten nach dem Geschlecht, wird deutlich, dass Männer von den Folgen der Arbeitslosigkeit deutlich stärker betroffen sind als Frauen. Das liegt unter anderem an den unterschiedlichen Rollenbildern. Männer gelten immer noch als die „Ernährer der Familie". Können sie dieser Verantwortung nicht mehr gerecht werden, zieht dies nicht nur einen großen Druck von außen, sondern vor allem ein subjektives Versagen nach sich. Frauen können hingegen in andere Rolle, wie die der Mutter oder Hausfrau „ausweichen", wodurch sich die Effekte weniger stark auswirken (Kroll, Müters, Lampert, 2016, S. 229ff.).

Diskussion und kritische Würdigung

Die vorliegenden Daten zeigen deutliche Unterschiede in den Bereichen Soziale Lage, Lebenserwartung, Gesundheitsverhalten und Inanspruchnahme von Präventionsangeboten bei Arbeitslosen. Schlechtere körperliche und psychische Gesundheit sind die Folgen. Dies lässt sich unter anderem durch den finanziellen Mangel und fehlende soziale Ressourcen erklären. Männer sind von diesen Effekten stärker betroffen als Frauen. Im Ländervergleich sind die Auswirkungen auf die subjektive Gesundheit unterschiedlich stark ausgeprägt, weil teilweise „die Einkommensverluste

13

durch die Arbeitslosigkeit mithilfe von Sozialleistungen ersetzt werden" (Ferranini, Nelson, Sjoberg, 2014 zitiert nach Kroll, Müters, Lampert, 2016, S. 235) können. Aufgrund ihres schlechteren Gesundheitszustandes müssen Arbeitslose als Zielgruppe für Präventionsmaßnahmen gesehen werden, die speziell auf ihre Situation zugeschnittene Programme benötigen.

Bei der Betrachtung der genannten Faktoren ist es wichtig zu beachten, dass nicht nur Arbeitslosigkeit Auswirkungen auf die Gesundheit haben kann. Umgekehrt kann auch ein schlechterer Gesundheitszustand zum Verlust der Arbeit führen, wenn zum Beispiel bestimmte Aufgaben durch eine Erkrankung nicht mehr ausgeführt werden können. „Die eigentlichen Auswirkungen der Arbeitslosigkeit werden damit überschätzt, wenn nicht ausreichende berücksichtigt wird, dass Krankheiten auch eine Ursache der Arbeitslosigkeit bzw. von Lebensbedingungen und sozialen Konstellationen sind, die mit höheren Arbeitslosigkeitsrisiken einhergehen" (Kroll, Müters, Lampert, 2016, S. 234).

Da auch bei dieser Auswertung lediglich Querschnittsdaten zugrunde gelegt wurden, lassen sich keine Kausalschlüsse ziehen. Zudem ist der Indikator „selbstberichtete Arbeitslosigkeitserfahrungen" unter Vorbehalt zu betrachten, da er keine Abgrenzung zwischen Arbeitslosigkeit nach dem SGB II oder III und Erwerbslosigkeit nach der ILO (Internationale Arbeitsorganisation) vornimmt (Kroll, Müters, Lampert, 2016, S. 234).

4.2.2 Arbeitslosigkeit und langfristige Sterblichkeit - Die schwedische Rezession (1992-96)

Die schwedische Rezession von 1992 bis 1996 ist als Grundlage verwendet worden, eine Analyse des Phänomens der Massenarbeitslosigkeit vorzunehmen. Dabei sollen die Auswirkungen von Langzeitarbeitslosigkeit und die Mortalitätsentwicklung nach der Rezession untersucht werden.

Hintergrund

Vergangene Studien besagen, dass der Zusammenhang zwischen Arbeitslosigkeit und Gesundheit bei hoher Arbeitslosenquote weniger stark ausfällt, als wenn diese gering ist. Dies liegt daran, dass vor allem die psychischen Folgen für den Einzelnen nicht so negativ wahrgenommen werden, wenn es vielen anderen genauso ergeht (Martikainen, Valkonen 1996 zitiert nach Vågerö, Garci, 2016, S. 778). Dafür hat die Arbeitslosigkeit nach der Rezession, wenn die Arbeitslosenquote sinkt und viele eine neue Stelle finden, schwerwiegendere Auswirkungen. Die Vulnerabilität gegenüber dem Faktor Jobverlust wird durch unterschiedliche soziale und ökonomische Aspekte beeinflusst, wie dem

Familienstand oder dem früheren Einkommen. Während der schwedischen Rezession ist die Arbeitslosigkeit im Mittel von 1,6% auf 8,2% gestiegen. Besonders betroffen ist die Gruppe der 16-24 Jährigen mit 18,4% gewesen. Insgesamt sind während dieser Zeit 23% der Männer und 20% der Frauen mindestens 30 Tage lang arbeitslos gewesen.

Methode

Als Datengrundlage dienen in der vorliegenden Studie verschiedene schwedische Registerdaten, wodurch Daten von über 3 Millionen Menschen ausgewertet werden konnten. Das Centre for Health Equity Studies (CHESS), das die „Swedish Work and Mortality database" betreibt, liefert eine erste Grundlage der Daten. Weitere persönliche Daten wurden der „LISA-registry" einer schwedischen Datenbank mit Längsschnittdaten der Bevölkerung entnommen. Zur Beobachtung der Mortalität unmittelbar nach der Rezession, über einen Zeitraum von sechs Jahren dient die „Swedish Cause-of-Death Registry", während zur Erhebung der gesundheitlichen Vorgeschichte die Zahl der Krankenhausaufenthalte betrachtet worden ist. Letztlich ist noch das Mortalitätsrisiko der Personen mit Arbeitslosigkeitserfahrungen ermittelt und nach Einflussfaktoren wie dem früheren Gesundheitszustand sowie sozialen und beruflichen Aspekten kontrolliert worden (Vågerö, Garci, 2016, S. 779f.).

Ergebnisse

Zusammenfassend konnte nach der Rezession eine steigende Mortalitätsrate festgestellt werden. Bei Männern ist die Sterberate hauptsächlich durch einen Herzinfarkt, Suizid, Autounfall oder Krebs gestiegen. Männer und Frauen weisen jeweils eine erhöhte alkoholbedingte Mortalität auf. Ursachen- und geschlechterübergreifend erhöhen fehlende Resilienzfaktoren das Mortalitätsrisiko.

Unem/employment HR	Men HR (95% CI) Model 1[a]	HR (95% CI) Model 2[b]	Women HR (95% CI) Model 1[a]	HR (95% CI) Model 2[b]
Education				
High	1.54 (1.44–1.64)	1.28 (1.20–1.37)	1.16 (1.06–1.27)	1.07 (0.98–1.17)
Low	2.08 (2.02–2.15)	1.57 (1.52–1.62)	1.51 (1.44–1.58)	1.39 (1.33–1.46)
Income				
High	1.37 (1.32–1.43)	1.24 (1.20–1.29)	1.16 (1.10–1.22)	1.05 (0.99–1.12)
Low	2.04 (1.98–2.10)	1.61 (1.57–1.66)	1.19 (1.14–1.24)	1.12 (1.08–1.18)
Married				
Yes	1.28 (1.24–1.32)	1.19 (1.16–1.23)	1.06 (1.02–1.11)	1.01 (0.97–1.06)
No	2.53 (2.45–2.60)	1.91 (1.85–1.97)	1.63 (1.55–1.71)	1.44 (1.37–1.51)
Immigrant				
Yes	1.42 (1.35–1.49)	1.22 (1.17–1.29)	0.95 (0.87–1.03)	0.88 (0.81–0.95)
No	1.44 (1.40–1.47)	1.24 (1.21–1.27)	1.14 (1.00–1.18)	1.06 (1.02–1.09)
Urban employment				
Yes	1.56 (1.51–1.62)	1.40 (1.35–1.44)	1.21 (1.15–1.28)	1.16 (1.09–1.22)
No	1.37 (1.34–1.41)	1.20 (1.17–1.24)	1.12 (1.07–1.17)	1.05 (1.01–1.10)

HRs and 95% CI for those exposed to unemployment during the 1992–96 recession compared with those not exposed, within dichotomized categories of education, family income, marital status, immigrant status and employer localization at baseline. All men and women in Sweden born 1931–65, employed in 1990 and alive on 31 December 1996.
a: Age adjusted model.
b: Model 1 + adjustment for education, income, marital status, immigrant status, urban/rural employer in 1990.

Abbildung 4 Gesamtmortalität im Zeitraum nach der Rezession (1992-1996)

Die Tabelle bildet Wechselwirkungen ab. Bezüglich der Faktoren Familienstand, Bildung und Standort der Arbeitsstelle zeigen sich heterogene Effekte. Unverheiratete Männer oder Männer mit einem niedrigen Bildungsstand oder Einkommen sind in größerem Maße von arbeitslosigkeitsbedingter Mortalität betroffen, als andere Männer. Diese Auswirkung ist auch bei alleinstehenden oder schlecht gebildeten Frauen aufgetreten.

Bei der gesundheitlichen Vorgeschichte konnte kein signifikanter Zusammenhang mit Arbeitslosigkeitserfahrungen festgestellt werden. Wobei sich hier die Einschränkung ergibt, dass Erkrankungen wie Depressionen, Angststörungen und weitere Vorerkrankungen, die nicht zwangsläufig mit einem Krankenhausaufenthalt verbunden sind, bei dieser Erhebung keine Beachtung finden (Vågerö, Garci, 2016, S. 780f.).

Diskussion und Kritische Würdigung

Der Zusammenhang zwischen Arbeitslosigkeit und (langfristiger) Mortalität wird anhand der ausgewerteten Daten deutlich. Allerdings ist der Einfluss sozialer Faktoren wie Alter, Einkommen, Geschlecht, Bildung oder Familienstand nicht zu unterschätzen. Die Hauptrisikogruppe stellen deshalb junge, unverheiratete Männer mit niedrigem Bildungsstand und Einkommen dar. Sie haben kaum Ressourcen vorzuweisen, die sie vor den Langzeitfolgen der Arbeitslosigkeit schützen würden. Zudem erhöht eine frühere Arbeitslosigkeit das Risiko erneut den Job zu verlieren (Vågerö, Garci, 2016, S. 791).

Die Studie kann auf eine beachtliche Datengrundlage zurückgreifen, was den umfassenden Registerdaten der schwedischen Behörden zu verdanken ist. Nur so ist es überhaupt möglich, eine so große Stichprobe zu untersuchen. Ein weiterer Vorteil ist dabei natürlich, dass die Daten nicht mehr erhoben werden müssen und somit Zeit und Geld gespart werden können.

4.2.3 Arbeitslosigkeit und prekäre Beschäftigungsverhältnisse im Vergleich

Die beiden vorangehenden Studien haben die extremen gesundheitlichen Folgen der Arbeitslosigkeit untersucht. Doch wie vorab bereits erwähnt wird nicht nur Arbeitslosigkeit, sondern auch die Arbeit in prekären Beschäftigungsverhältnissen mit negativen gesundheitlichen Auswirkungen assoziiert. Vielen Menschen in Europa sind davon betroffen und leiden durch ihre unsichere Zukunft unter hohen psychischen Belastungen. Das folgende Review vergleicht deshalb Arbeitslosigkeit und prekäre Beschäftigung hinsichtlich ihrer Konsequenzen für die Gesundheit.

Methode

Zur Erstellung dieses systematischen Reviews sind aus den Datenbanken MEDLINE, EMBASE und PSYCHINFO 13 Studien herausgefiltert worden. Einschlusskriterien sind dabei, dass die Studien beide Aspekte, also Arbeitslosigkeit und Jobunsicherheit gleichzeitig untersucht haben. Selbstberichtete Jobunsicherheit ist in diesem Zusammenhang das maßgebliche Kriterium, da dies im Gegensatz zu objektiven Maßstäben ein subjektiver Stressor ist, der sich auf die psychische Gesundheit auswirkt. Als arbeitslos sind nur Personen charakterisiert worden, die theoretisch erwerbstätig sein könnten. Rentner oder Studenten gehören zum Beispiel nicht dazu. Wenn möglich, ist bei der Auswertung nach Geschlecht differenziert worden (Kim, von dem Knesebeck, 2015, S. 2).

Ergebnisse

Nach dem Vergleich der beiden Risikofaktoren, Arbeitslosigkeit und prekäre Beschäftigungsverhältnisse, ist es nicht möglich, einen der beiden als schädlicher zu deklarieren. Beide Aspekte sind in ähnlichem Maße gesundheitsschädigend, allerdings wirken sie sich unterschiedliche auf die Gesundheitsbereiche aus. Abbildung 5 bildet sechs der untersuchten Studien ab, die sich mit den Auswirkungen von Jobunsicherheit und Arbeitslosigkeit auf die Gesundheitsfaktoren allgemeine Gesundheit, psychische Gesundheit, Mortalität und körperlichen Symptomen beschäftigt haben. Dabei ist zudem zwischen den Geschlechtern differenziert worden.

Quelle: Kim, von dem Knesebeck, 2015, S. 7

No.	Health dimension	Health outcome	Publication	Statistics	Job insecurity		Unemployment	
					Men	Women	Men	Women
1.	General health illness	Long-standing illness	Ferrie 1997 [31]	Odds Ratio (p)	1.06 (n.s.)	3.39 (n.s.)	1.62 (n.s.)	3.76 (n.s.)
2.		Number of health problems (over the last year)	Ferrie 1997 [31]	Mean (p)	1.34 (n.s.)	2.39 (n.s.)	1.57 (n.s.)	2.03 (n.s.)
3.		Self-rated health (5-point scale)	Ferrie 1997 [31]	Odds Ratio (p)	1.32 (n.s.)	1.40 (n.s.)	1.34 (n.s.)	2.08 (n.s.)
4.	Mental health	Mental Health (GHQ)	Ferrie 1997 [31]	Mean (p)	2.63 (<.001)	2.82 (<.05)	2.29 (<.01)	2.57 (n.s.)
5.		Mental Health (SF-36)	Green 2011 [33]	Unstandardized OLS coefficient (p)	−5.113 (<.001)	−3.137 (<.001)	−8.037 (<.001)	−8.422 (<.001)
6.	Mortality	Mortality	Perlman 2009 [41]	Hazards ratio (p)	0.99 (n.s.)	1.13 (n.s.)	1.39 (<.05)	0.67 (n.s.)
7.	Somatic symptoms	Number of symptoms (in the past fortnight)	Ferrie 1997 [31]	Mean (p)	3.63 (n.s.)	4.47 (n.s.)	3.94 (n.s.)	3.60 (n.s.)
8.		Hypertension	Levenstein 2001 [15]	Odds Ratio (p)	1.6 (<.05)	1.0 (n.s.)	2.7 (<.05)	0.8 (n.s.)

Abbreviations: GHQ General health Questionnaire; n.s. not significant; OLS Ordinary least squares; p p-value; SF-16 Short Form (36) health survey

Abbildung 5 Geschlechtsspezifischer Zusammenhang zwischen Jobunsicherheit, Arbeitslosigkeit und Gesundheit

Anhand der Tabelle lässt sich erkennen, dass im Gegensatz zum allgemeinen Gesundheitszustand signifikante Werte zwischen Männern und Frauen bezüglich der psychischen Gesundheit und den beiden Risikofaktoren bestehen. Die Mortalitätsrate hingegen weist nur im Zusammenhang mit arbeitslosen Männern Auffälligkeiten auf. Auch bei den körperlichen Symptomen, in diesem Fall der Hypertonie, sind Männer stärker betroffen. Allerdings nur solche, die in prekären Beschäftigungsverhältnissen arbeiten. Zusammenfassend kann also weder der Arbeitslosigkeit noch der prekären Beschäftigung eine größere Gefährdung zugesprochen werden. Dies bedeutet aber auch, dass eine subjektive Jobsicherheit nicht unterschätzt werden darf (Kim, von dem Knesebeck, 2015, S. 5).

Diskussion und kritische Würdigung

Die Gruppe der prekär Beschäftigten zeigt sich als (neue) Risikogruppe, die im Rahmen der Gesundheitsvorsorge Beachtung finden muss. Präventionsangebote und -maßnahmen müssen entsprechend dieser besonderen Situation angepasst werden. Allerdings muss die Ausrichtung nicht nur bezüglich der Arbeitnehmer, sondern auch der Rahmenbedingungen erfolgen (siehe: Abschnitt 5).

Leider standen für das Review nur wenige Studien zur Verfügung, was die Generalisierbarkeit der Ergebnisse einschränkt. Dies lag vor allem daran, dass die

Einschlusskriterien sehr streng gewählt wurden. Außerdem unterscheiden sich die Studien stark im Studiendesign und den Methoden. Auch der Wechsel zwischen Arbeitslosigkeit und prekärer Beschäftigung kann an dieser Stelle nicht berücksichtigt werden, so dass die Analyse mit einigen Limitationen betrachtet werden muss (Kim, von dem Knesebeck, 2015, S. 7).

4.3 Rauchen im beruflichen Kontext

Der Tabakrauch enthält über 4.800 verschiedene Inhaltsstoffe, von denen viele giftig oder krebserregend sind. Die häufigsten Folgen sind deshalb Krebs sowie Atemwegs- und Herz-Kreislauferkrankungen. Obwohl die Auswirkungen des Rauchens hinreichend bekannt sind, rauchen immer noch etwa ein Drittel der deutschen Bevölkerung regelmäßig. Damit liegt Deutschland im europäischen Mittelfeld. Das Rauchverhalten variiert hinsichtlich des Geschlechts, des Alters oder dem sozioökonomischen Status (BZgA, 2016, http://www.rauchfrei-info.de/). Auch im beruflichen Alltag gibt es immer wieder Debatten zum Thema Rauchen. Nachfolgend soll deshalb der Aspekt Rauchen in der Arbeitswelt im Kontext der gesundheitlichen Folgen aus wissenschaftlicher Sicht betrachtet werden.

4.3.1 Erfolg bei der Stellensuche: Raucher vs. Nichtraucher

Die erste Studie hat die Unterschiede bezüglich der Wiedereinstellung von Arbeitslosen in Abhängigkeit ihres Rauchverhaltens untersucht. Die Annahme war, dass Nichtraucher bessere Chancen auf eine berufliche Einstellung als Raucher haben. Es ist ein Zeitraum von einem Jahr beobachtet worden. Die Wiedereinstellung soll anschließend bezüglich der Arbeitszeit und des Stundenlohns bewertet werden.

Hintergrund

Diese Beobachtungsstudie stammt aus den USA, die augenscheinlich eine ganz andere Raucherpolitik in der Arbeitswelt pflegen, als es in Deutschland üblich ist. Zum Beispiel werden für Raucher teilweise höhere Krankenkassenbeiträge erhoben. Richtlinien, dass Arbeitnehmer während der Arbeitszeit nicht rauchen dürfen, sind in den USA in über 20 Staaten legal. Widersetzen sie sich diesen Vorgaben, sind Arbeitgeber dazu berechtigt Kündigungen auszusprechen. In Vorstellungsgesprächen werden teilweise Urinproben der Bewerber genommen, um ihren Raucherstatus zu untersuchen (Prochaska, Michalek, Brown-Johnson et al., 2016, S. 1). Raucher zu sein kann nach diesen Aspekten die Jobsuche in Amerika also deutlich erschweren. Rauchen wird zudem mit höheren Arbeitslosenquoten assoziiert und ist Gegenstand unterschiedlicher Studien. Trotzdem ist nicht hinreichend geklärt, wie die Faktoren sich gegenseitig bedingen.

Methoden

Durch Ausschreibung der Untersuchung sind Probanden in zwei benachbarten Bezirken, einer Stadt und einem Vorort, rekrutiert worden. Durch die gegebenen Bedingungen des Rauchens/Nichtrauchens konnte in dieser quasi-experimentellen Studie nicht randomisiert werden. Um geeignet zu sein, mussten die Raucher einen täglichen Tabakkonsum sowie einen Kohlenmonoxidwert von über 10ppm im Atem haben. Nichtraucher sollten seit einem Jahr rauchfrei sein und einen Wert von unter 10ppm haben. Alle Probanden waren volljährig, erwerbslos und arbeitssuchend. So hat sich eine Stichprobegröße von 131 für die Raucher und 120 für die Nichtraucher ergeben. Durch Fragebögen ist eine umfangreiche Erhebung der persönlichen Daten, der Ursache beziehungsweise Dauer der Arbeitslosigkeit und des Rauchverhaltens vorgenommen worden. Die Wiedereinstellung, als primärer Zielparameter, ist mit 10h/Woche oder 40h/Monat definiert worden. Für die Mitwirkung an der Studie hat jeder Teilnehmer $100 erhalten.

Für die statistische Analyse und zur Kontrolle der Basisdaten sind unter anderem t-Tests und χ^2-Tests vorgenommen worden. Durch Verwendung des Propensity Scores (PS) soll der Einfluss von Störfaktoren gemildert werden. Mit der IPW-Schätzung konnten somit die beiden Gruppen einem validen Vergleich bezüglich der untersuchten Parameter unterzogen werden. Für die Berechnungen ist die Statistiksoftware R verwendet worden (Prochaska, Michalek, Brown-Johnson et al., 2016, S. 2f.).

Ergebnisse

Bei der Analyse der Basisdaten zeigt sich, dass die Gruppe der Raucher im Vergleich jünger und weniger gut gebildet ist. Es gibt mehr Männer und mehr Personen, die nie verheiratet gewesen sind. Zudem haben sie im Mittel ein geringeres Jahreseinkommen und sind längere Zeit arbeitslos gewesen. Im Bereich der psychischen Gesundheit sowie dem Grund für den Verlust der Arbeitsstelle sind keine Unterschiede zwischen den beiden Gruppen festgestellt worden.

Von ursprünglich 251 Teilnehmern haben 217 die Studie abgeschlossen. Erfolgreich bei der Stellensuche waren insgesamt 89 Personen, 60 davon Nichtraucher und 29 Raucher. Nach der Kontrolle weiterer Determinanten ist ein Chancenunterschied zwischen Rauchern und Nichtrauchern bei der Jobsuche von 30% berechnet worden. Der Umfang der Arbeitszeit in der neuen Stelle hat keinen Unterschied zwischen Rauchern und Nichtrauchern gezeigt, er lag durchschnittlich bei 32h/Woche. Im Gegensatz dazu haben Nichtraucher im Mittel ein höheres Gehalt von $5/h erhalten (Prochaska, Michalek, Brown-Johnson et al., 2016, S. 5ff..).

Diskussion und kritische Würdigung

Nach der PS Analyse hat sich ein signifikanter Vorteil für Nichtraucher bei der Stellensuche gezeigt. Die Forschungsgruppe zieht deshalb den Schluss, dass ein kausaler Zusammenhang zwischen dem Raucherverhalten und der Wiedereinstellung besteht. Durch regelmäßiges Rauchen entstehen dem Einzelnen Kosten von rund \$2.300 pro Jahr, wenn von einem Päckchen Zigaretten (\$6,50) am Tag ausgegangen wird. Hinzu kommen bei einem Gehaltsunterschied von \$5/h ein niedrigeres Einkommen von \$8.300 pro Jahr. Nach dieser Rechnung haben Raucher \$10.600/Jahr weniger zur Verfügung als Nichtraucher. Da insgesamt weniger Geld zur Verfügung steht, könnte sich dieser finanzielle Unterschied auch auf das Gesundheitsverhalten auswirken. Nach den Ergebnissen dieser Studie könnten Angebote zur Raucherentwöhnung Aufgabe von Stellenvermittlungen (vergleichbar mit der Bundesagentur für Arbeit in Deutschland) werden, um die Chancen auf eine Wiedereinstellung von Rauchern zu erhöhen (Prochaska, Michalek, Brown-Johnson et al., 2016, S. 2f.).

Bei der Interpretation der Ergebnisse bleibt fraglich, ob diese wirklich so eindeutig zu verstehen sind, wie die Forschungsgruppe sie darstellt. Vor allem die Kontrolle der Störfaktoren, wie beispielsweise der einzelnen Berufsbilder der Probanden überzeugt nicht. Da die Gruppen aufgrund der Gegebenheiten des Rauchens/Nichtrauchens nicht randomisiert werden konnte, ist dies aber umso wichtiger, um Fehlschlüsse zu vermeiden. Hinzu kommt, dass die Raucherpolitik, wie sie in den USA praktiziert wird, nicht zwangsläufig vergleichbar mit anderen Ländern ist. All diese Ergebnisse schränken deshalb die externe Validität ein und sollten mit Vorsicht betrachtet werden.

4.3.2 Rauchentwöhnung mit finanzieller Belohnung bei Angestellten - Ein Studienprotokoll

Abschließend soll ein Studienprotokoll zur Untersuchung, wie sich finanzielle Belohnungen in Kombination mit gezielten Entwöhnungskursen auf die Erfolgsquoten bei der Raucherentwöhnung von Angestellten auswirken, vorgestellt werden. Das Rauchverhalten der Teilnehmer soll nach der Intervention über ein Jahr im 3-Monats-Takt gemessen werden, wobei als Zielparameter der Kohlenmonoxidgehalt im Atem festgelegt worden ist. Bei der Aufbereitung der Ergebnisse soll zudem eine Kosten-Nutzen-Analyse vorgenommen werden, um gezielte Empfehlungen an Arbeitgeber zur Optimierung der Entwöhnungsangebote in Betrieben weitergeben zu können.

Hintergrund

In den USA müssen Arbeitgeber geschätzte $5.816/Jahr für jeden rauchenden Arbeitnehmer an zusätzlichen Kosten bezahlen (Cahill, Hartmann-Boyce, Perera, 2015 zitiert nach Van den Brand, Nagelhout, Winkens et al., 2016, S. 1f.). Als Gründe dafür werden die Raucherpausen, vermehrte Fehlzeiten, geringere Produktivität sowie Kosten der medizinischen Behandlung angegeben. Es wird angenommen, dass sich für Arbeitgeber ein langfristiger Nutzen ergibt, wenn sie in die Raucherentwöhnung investieren (Van den Brand, Nagelhout, Winkens et al., 2016, S. 2).

Methode

Das experimentelle Forschungsdesign der geplanten Studie sieht die Randomisierung der Teilnehmenden in Interventionsgruppe und Kontrollgruppe vor (siehe Abb. 6). Dabei wird jeweils die ganze Firma einer Gruppe zugeordnet, die Teilnahme der Mitarbeiter ist allerdings freiwillig. Die Probanden der Interventionsgruppe bekommen für jeden Zeitraum, den sie rauchfrei geblieben sind, Online-Gutscheine und können so bis zu 350€ erhalten. Die Kontrollgruppe erhält keine Belohnung. Beide Gruppen nehmen für einen Zeitraum von sieben Wochen an Raucherentwöhnungskursen teil, die von einem externen Anbieter durchgeführt werden.

Die Stichprobengröße beträgt 526 Angestellte, die sich aus 44 Firmen zusammensetzen. Die Einschlusskriterien besagen, dass die Mitarbeiter volljährig und aktuell Raucher sein müssen. Zur Überprüfung der Abstinenz wird der Kohlenmonoxidgehalt im Atem direkt nach der Intervention und anschließend alle drei Monate gemessen. Zusätzlich soll das Rauch- und Abstinenzverhalten durch Fragebögen erhoben werden. Als abstinent gilt, wer nicht mehr als fünf Zigaretten während des Messzeitraumes geraucht hat. Zudem sollen Interviews mit den Teilnehmern geführt werden, um ihre persönliche Motivation und ihre subjektive Meinung über die Wirksamkeit der Belohnungen zu erfahren.

Recruitment of companies
Communication of study to employees
Inclusion of employees and informed consent
Randomization of companies

Intervention companies		Control companies
T0 questionnaire (immediately before the smoking cessation training)		T0 questionnaire (immediately before the smoking cessation training)
Smoking cessation training (including weekly CO measurement session 2-7)		Smoking cessation training (including weekly CO measurement session 2-7)
T1 questionnaire and biochemical validation (immediately after the smoking cessation training)		T1 questionnaire and biochemical validation (immediately after the smoking cessation training)
ABSTINENT = voucher €50	NOT ABSTINENT = No incentive	No incentive
T2 questionnaire and biochemical validation (3 months after the counseling sessions)		T2 questionnaire and biochemical validation (3 months after the counseling sessions)
ABSTINENT = voucher €50	NOT ABSTINENT = No incentive	No incentive
T3 questionnaire and biochemical validation (6 months after the counseling sessions)		T3 questionnaire and biochemical validation (6 months after the counseling sessions)
ABSTINENT = voucher €50	NOT ABSTINENT = No incentive	No incentive
T4 questionnaire and biochemical validation (12 months after the counseling sessions)		T4 questionnaire and biochemical validation (12 months after the counseling sessions)
ABSTINENT = voucher €200	NOT ABSTINENT = No incentive	No incentive

Abbildung 6 Studienaufbau

Abschließend soll eine Kostenanalyse durchgeführt werden. Es wird angenommen, dass durch die Intervention die Anzahl der Personen, die mit dem Rauchen aufhören steigt und die allgemeinen Kosten sinken (Van den Brand, Nagelhout, Winkens et al., 2016, S. 2ff).

Kritische Würdigung

Die Hypothese des Studienprotokolls ist, dass durch den finanziellen Anreiz mehr Probanden mit dem Rauchen aufhören, als ohne dieses Belohnungssystem. Der Betrieb als Setting hat bei der geplanten Studie sicherlich den Vorteil, dass die Mitarbeiter sich gegenseitig motivieren können und sie so von den Vorteilen einer Peer-Group profitieren können. Zudem können durch die Einbettung in den betrieblichen Kontext Mitarbeiter jeglichen sozioökonomischen Status an dem Programm teilnehmen. Die Organisation und die Kosten werden von der Forschungsgruppe und der Firma getragen (Van den Brand, Nagelhout, Winkens et al., 2016, S. 7).

Trotzdem steht dieses RCT einigen möglichen Fehlerquellen gegenüber, die bei der Analyse der Ergebnisse berücksichtigt werden müssen. So kann von einer höheren Attraktivität der Interventionsgruppe und damit verbundenen Enttäuschung bei den Teilnehmern der Kontrollgruppe ausgegangen werden. Das Studienprotokoll sieht vor, dass die Teilnehmer ab dem Messzeitpunkt T1 die Möglichkeit haben, einen Gutschein zu erhalten. Ab diesem Zeitpunkt ist also eine Verblindung der beiden Gruppen nicht mehr möglich. Dies könnte zu einer geringeren Motivation der Kontrollgruppe beim Versuch mit dem Rauchen aufzuhören führen und die Ergebnisse beeinflussen. Weitere Einflussfaktoren sind Verzerrungen durch mögliches Confounding oder Selektionseffekte durch die Eigeninitiative der Mitarbeiter bei der Studie mitzumachen. Die Auswertung der Studie muss deshalb vor dem Hintergrund dieser Faktoren vorgenommen werden.

5 Fazit

Die Übersicht der einzelnen Studien zeigt, dass sich der Arbeitsmarkt in einem Wandel befindet. Auf Arbeitnehmer kommen immer neue physische und psychische Anforderungen und auch Arbeitslose müssen mit verschiedenen Belastungen, die sich auf ihre Gesundheit auswirken, kämpfen. Gesetze und Richtlinien müssen deshalb an die neuen Arbeitsbelastungen angepasst und entsprechende Maßnahmen durch das Gesundheitssystem angeboten werden. Langfristig drohen sonst gesundheitliche Folgen für Arbeitnehmer, die nicht nur die Wirtschaft, sondern auch das Gesundheitssystem finanziell belasten. Den Betrieb oder Arbeitsplatz als Setting für Interventionen der Gesundheitsförderung bietet sich auch deshalb an, weil er für die meisten Berufstätigen einen Großteil ihres Alltags ausmacht. Die Verantwortung darf allerdings nicht alleine auf den Arbeitnehmern lasten. Kurse, wie beispielsweise Stressmanagement zielen allein auf die Modifikation des Einzelnen ab, wobei eine Änderung der Arbeitsplatzfaktoren nicht vorgesehen ist. Diese Aspekte sind es allerdings erst, die Stress hervorrufen. Als Beispiel hierfür wurden bereits die prekären Beschäftigungsverhältnisse skizziert. Empfehlenswert ist deshalb eine Kombination aus traditionellem Arbeitsschutz und betrieblichem Gesundheitsmanagement (Dragano, Wahrendorf, Müller, Lunau, 2016, S. 226).

Bei Betrachtung der einzelnen Studienergebnisse sind junge, unverheiratete Männer immer wieder als besondere Risikogruppe aufgetreten. Dies liegt vor allem daran, dass die Rolle des Mannes eng mit ihrem Beruf verknüpft ist und sich vor allem Männer über diesen definieren. Vom Verlust der Arbeit sind sie deshalb besonders betroffen und leiden stärker unter den Folgen. Frauen hingegen haben oftmals noch andere Ressourcen wie die Rolle der Hausfrau und Mutter, die sie stützen. Zudem profitieren Frauen meist mehr von sozialer Unterstützung, die sie im Freundes- oder Familienkreis finden. Aber auch hier müssen künftig auch immer mehr die individuellen Lebensweisen betrachtet werden, da die genannten Faktoren beispielsweise weniger auf alleinerziehende Frauen zutreffen.

Zusammenfassend haben die Studien gezeigt, dass der Zusammenhang von Arbeit und Gesundheit nicht nur in eine Richtung besteht, sondern beide Faktoren gegenseitig aufeinander wirken können, so dass nicht voreilig kausale Schlüsse gezogen werden dürfen (Naidoo, Wills, 2003, S. 264). Abschließend lässt sich sagen, dass die Auswirkungen immer auch abhängig von anderen Determinanten sind und somit im Einzelfall nicht unabhängig voreinander betrachtet werden können.

6 Quellen

Bundesministerium der Justiz und für Verbraucherschutz (o.J.): https://www.gesetze-im-internet.de/arbschg (14.01.2017, 16:53)

Bundeszentrale für gesundheitliche Aufklärung (2016): http://www.rauchfrei-info.de/ (21.01.2017, 17:11)

Cahill, K.; Hartmann-Boyce, J., Perera, R. (2015): Incentives for smoking cessation. In: Conchrane Database of Systematic Reviews

Dragano, N.; Wahrendorf, M.; Müller, K.; Lunau, T. (2015): Arbeit und gesundheitliche Ungleichheit. Die ungleiche Verteilung von Arbeitsbelastungen in Deutschland und Europa. In: Bundesgesundheitsblatt 2016. 217-227

Ferranini, T.; Nelson, K.; Sjoberg, O. (2914): Decomposing the effect of social policies on population health and inequalities: an empirical example of unemployment benfits. Scand J Public Health 42

Fuchs, T. (2006): Was ist gute Arbeit. Anforderungen aus der Sicht von Erwerbstätigen. Konzeption und Auswertung einer repräsentativen Untersuchung. Wirtschaftsverlag NW – Verlag für neue Wissenschaft GmbH, Bremerhaven.

Kim, T. J.; von dem Knesebeck, O. (2015): Is an insecure job better for health than having no job at all? A systematic reviews of studies investigating the health-related risks of both job insecurity and unemployment. In: BMC Public Health (2015)

Kroll, L. E.; Müters, S.; Lampert, T. (2015): Arbeitslosigkeit und ihre Auswirkungen auf die Gesundheit. Ein Überblick zum Forschungsstand und zu aktuellen Daten der Studien GEDA 2010 und GEDA 2012. In: Bundesgesundheitsblatt 2016

Martikainen, P.; Valkonen, T. (1996): Excess mortality of unemployed men and women during a period of rapidly increasing unemployment. The Lancet

Naidoo, J.; Wills, J. (2003): Lehrbuch der Gesundheitsförderung. BZgA, Köln.

Prochaska, J. J.; Michalek, A. K.; Brown-Johnson, C. et al. (2016): Likelihood of Unemployment Smokers vs Nonsmokers Attaining Reemployment in a One-Year Observational Study. In: JAMA Internal Medicine. Online verfügbar unter: http://archinte.jamanetwork.com/

Van den Brand, F. A.; Nagelhout, G.E.; Winkens, B. et al. (2016): The effect of financial incentives on top of behavioral support on quit rates in tobacco smoking employees: study protocol of a cluster-randomized trial. In: BMC Pucblic Health (2016)

Vågerö, D.; Garcy, A. M. (2016): Does unemployment cause long-term mortality? Selection and causation after the 1992-96 deep Swedish recession. In: The European Journal of Public Health, Vol. 26, No. 5, 778-783

Voß, G.G. (1998): Die Entgrenzung von Arbeit und Arbeitskraft. Eine subjektorientierte Interpretation des Wandels der Arbeit. In: Mitteilungen aus der Arbeitsmarkt- und Berufsforschung. Kohlhammer, Stuttgart.

BEI GRIN MACHT SICH IHR
WISSEN BEZAHLT

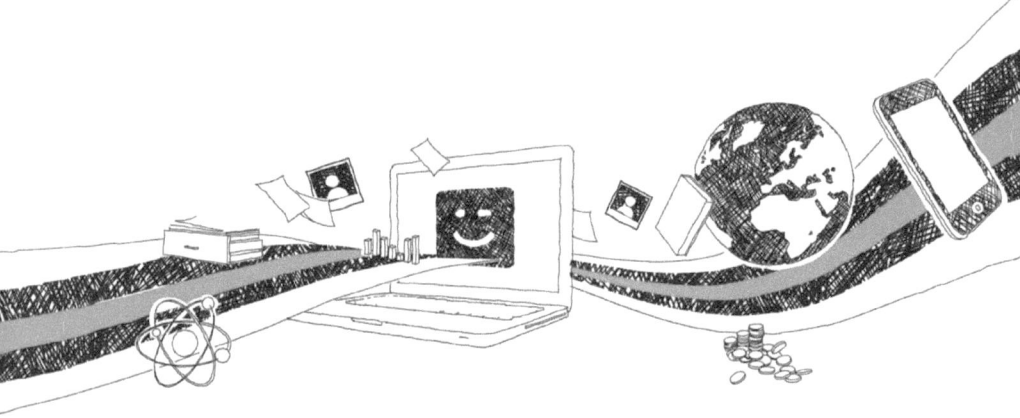

- Wir veröffentlichen Ihre Hausarbeit,
  Bachelor- und Masterarbeit

- Ihr eigenes eBook und Buch -
  weltweit in allen wichtigen Shops

- Verdienen Sie an jedem Verkauf

Jetzt bei www.GRIN.com hochladen
und kostenlos publizieren

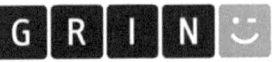